50 Fakten zur effektiven
Gewichtsabnahme
Grundregeln zum Schlankwerden

Herold zu Moschdehner

50 Fakten zur effektiven Gewichtsabnahme
Grundregeln zum Schlankwerden

Bibliografische Information durch
Die Deutsche Bibliothek:
Die Deutsche Bibliothek verzeichnet diese Publikation in der Deutschen Nationalbibliografie; detaillierte bibliografische Daten sind im Internet über http://dnb.ddb.de abrufbar.

ISBN 9783741277320

Copyright (2016)
Herstellung und Verlag: BoD - Books on Demand, Norderstedt
Alle Rechte beim Autor.

8,00 Euro

Herold zu Moschdehner hat in diesem Buch 50 Thesen von 30 führenden Diätwissenschaftlern gebündelt.
Sie werden eingeführt in ein anderes Denken und können jeden einzelnen Ratschlag im Alltag auch wirklich integrieren.
Profitieren Sie von jahrelanger Forschungsarbeit.
Werden Sie glücklich und einfach schlank.

Ihr Herold zu Moschdehner

1.

Lassen Sie vermehrt Kot ab!

2.
Rasieren Sie sich, Nägel kürzer und waschen (Abtrocknen nicht vergessen).

3.
Bewegung in allen Variationen.

4.
Weniger essen.

5.
Das richtige essen, wie Gemüse, Obst und Schweinefett mit Dill.

6.
Entschlacken mit Alkohol

7.
Wenn der Hunger kommt, Mund zulassen.

8.
Lassen Sie sich scheiden. Herzschmerz macht dünn.

9.
Haut beim Waschen fester rubbeln. Tote Hautschuppen haben auch Eigengewicht.

10.
Nur dünne Lebensmittel essen. So, wie Spargel, längliche Gurken oder Nudeln.

11.
Lebensmittel selbst anbauen oder erjagen.

12.
Arbeiten gehen.

13.
Ungewöhnliche und anstrengende Sexpraktiken. Geht auch bei Masturbation.

14.
5 Kampfhunde kaufen. Wenn man sich gehen lässt, wird man gefressen.

15.
Analfisting regt Darmtätigkeit an!

16.
Bei Hunger langsam bis 10 000 zählen.

17.
Raucherbein erzeugen und abschneiden lassen.

18.
Viel frieren.

19.
Bekannte anschaffen, die einen viel zu fett finden. Das macht Druck.

20.
Sich einfach als zwei Personen sehen und so, nur noch die Hälfte wiegen.

21.
Model werden. Wieder so eine Drucksache, die einen umdenken lassen wird.

22.
Öfter mal Fünfe gerade sein lassen.

23.
Singen statt Essen.

24.
Künstliches Koma.

25.
Mund manuell verkleinern lassen.

26.
Viel Lachen

27.
Viel Weinen.

28.
Viel Kotzen.

29.
Schlagen sie öfter mal ihre Speckareale. Dies hat einen psychologischen "Gehweg"-Effekt.

30.
Selbsthypnose vor dem Spiegel: "Ich ess nie wieder Kassler". Wenn der Mund dabei Spucke produziert: Sich selbst kneifen!

31.
Verschließbarer Mundknebel
(Achtung nicht bei Schnupfen verwenden)

32.
Kacken statt Furzen

33.
Sich in einen ganz engen Anzug zwängen und nie ausziehen. Hiermit auch baden und duschen gehen.

34.
Viele alte Bilder anschauen auf denen man dünn war. Wenn man nie dünn war: Gesicht von sich ausschneiden und auf eine Modelfigur kleben.

35.
In Singapur mit Hanf erwischen lassen und ins Gefängnis kommen. Hier sind die Mahlzeiten auf "dünn" angelegt.

36.
Zusammenleben mit Parasiten wie Flöhen, Läusen und Bettwanzen. Das Kratzen verbrennt Kalorien und man verliert Blut.

37.
Weil Du nie schaffst was Du erreichen möchtest: Nimm Dir einfach vor noch fetter zu werden oder so fett zu bleiben.

38.
Zähne herausnehmen lassen. Suppe macht weniger dick als Bissfestes.

39.
Schwanger werden und Kind bekommen. Vielleicht trägt das Erfolgserlebnis einer SchnellAbnahme (Kind kommt raus) zur Willensstärkung mit bei.

40. Irgendwelche Medikamente schlucken, die als Nebenwirkung "Appetitlosigkeit" haben.

41.
Öfter mal mit einem Schlauchbott in die Mitte eines Sees fahren lassen und von dort von da zurückschwimmen. Aufgeben gilt nicht.

42.

Das Schicksal entscheiden lassen und als Gottes Gesetz empfinden. Wirf eine Münze: Kopf: Abnehmen und glücklich sein. Zahl: Fressen bis der Bestatter zu tun hat.

43.
Laut über den Körper und mit ihm reden. "Wenn Du nicht dünner wirst, kommst Du weg". Mit dem Messer drohen, aber bitte nicht selbstverletzen.

44.
Urlaub an den Kreidefelsen von Rügen, sich nackt ausziehen und seine Rundungen an den Felsen wegschuppern.

45.
3 Wochen lang von einem Freund fesseln lassen. Dieser muss Sie dann mit Trinken und leichtem Essen bewirten.

46.
Motivationsbücher wie dieses lesen.

47.
Stromstöße sollen ja
auch Fett verbrennen!
Gehen Sie oft und lange
bei Gewitter hinaus!

48.
Denken Sie wie ein Aal.

49.
Morgens: Nichts
Mittags: Ein Ei
Abends: Nichts

50.
Bei Hunger sich mit irgendeiner Phobie (Spinnen oder Ähnliches) konfrontieren.

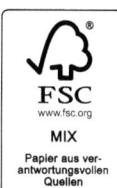